ESSAI SUR

L'ALIMENTATION DANS LES MALADIES AIGUES.

ESSAI

SUR

L'ALIMENTATION

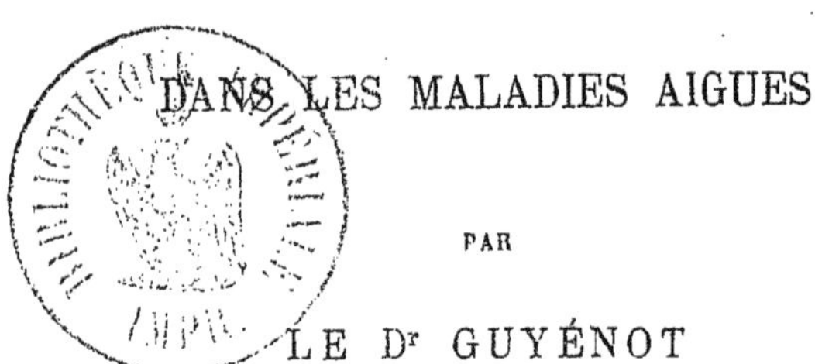

DANS LES MALADIES AIGUES

PAR

LE Dr GUYÉNOT

Médecin de l'Hôtel-Dieu,
Membre de la Société des Sciences médicales,
Ancien chef de clinique médicale à l'Ecole de médecine
de Lyon.

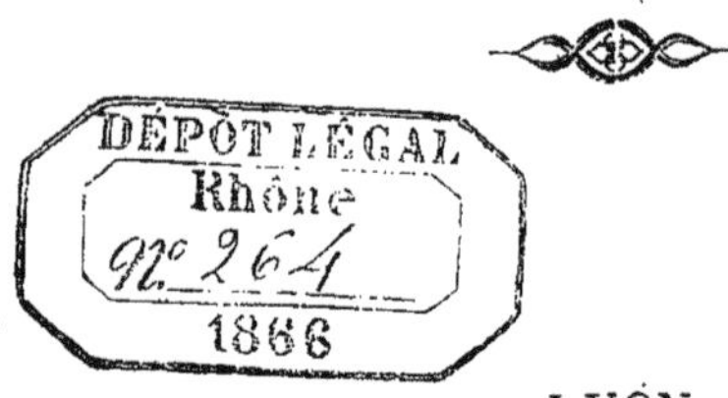

LYON

IMPRIMERIE D'AIMÉ VINGTRINIER
Rue de la Belle-Cordière, 14.

1866

ESSAI

SUR L'ALIMENTATION

DANS LES MALADIES AIGUES.

> Une nourriture bien choisie, et
> donnée à propos, est le meilleur
> des médicaments.
>
> Celse.

« Dans les essais nombreux que j'ai tentés à l'hôpital St-
« Louis (dit Alibert) pour constater les vertus des remèdes,
« en présence d'un grand concours d'élèves, j'ai pu me
« convaincre que rien n'était plus sage que de chercher et
« de douter sans cesse, dans une matière qui intéresse de
« si près la vie des hommes. »

L'action thérapeutique des médicaments, un peu mieux
connue de nos jours, grâce aux progrès de la physiologie
expérimentale, est encore assez mal déterminée dans bien
des cas, pour que la recommandation d'Alibert nous soit uti-
lement rappelée.

Le mode d'action de la médecine dans les maladies, les règles propres à légitimer et mesurer l'intervention du praticien, les résultats d'une sage expectation doivent préoccuper sans cesse le médecin jaloux de bien faire. Ces divers problèmes viennent d'être traités d'une manière trop complète par notre savant professeur de clinique M. Teissier (1), pour que nous songions à y ajouter quelque chose ; notre but, plus modeste, ne nous a pas semblé inutile, en dégageant les questions précédentes de ce qui les touche de plus près, par la détermination du rôle de l'alimentation dans les maladies aiguës.

Cette question n'est pas nouvelle ; comme tant d'autres, elle a subi les phases des doctrines qui tour à tour ont passionné le monde médical. Sans remonter bien haut, on peut se rappeler avec quel acharnement les saignées et la diète, pour ne pas dire l'abstinence, ont combattu de concert l'irritation que l'expérience, si chèrement achetée, a réduite à sa juste valeur.

C'est aussi par l'expérience et l'expérimentation que nous allons rechercher les effets de l'abstinence et de l'alimentation insuffisante, d'abord chez les animaux et chez l'homme à l'état de santé, pendant les maladies ensuite.

L'animal privé d'une nourriture suffisante éprouve de l'amaigrissement. Nous pouvons dire avec Béclard (2), sans craindre les entraînements chimiques si redoutés par M. Fre-

---

(1) Leçon d'ouverture du semestre d'été, 1886.
(2) Traité de physiologie élémentaire.

deault (1), que cet animal continue à absorber de l'oxygène;
qu'il brûle successivement sa graisse, son sang, puis ses autres tissus ; de telle sorte que les éléments qui avaient fait
partie de sa trame organique fournissent des matériaux à
l'oxygène de la respiration et deviennent ainsi des aliments
respiratoires.

Cet amaigrissement, cette perte d'une certaine quantité
du poids du corps a été étudiée surtout par Chossat (2).

Il résulte de ses nombreuses expériences, plusieurs
fois vérifiées depuis, que l'animal meurt généralement lors-
que la perte de substance arrive aux quatre dixièmes du poids
du corps. Toutefois, les jeunes animaux meurent souvent
avant d'avoir atteint cette moyenne, et les adultes la dépas-
sent quelquefois. Le médecin Savigny, l'un des onze survi-
vants du naufrage de la *Méduse* (3), dit : L'âge de 25 à 45 ans
fut le plus favorable pour résister aux privations ; les enfants
et les vieillards moururent les premiers. De plus, le docteur
Vacher (4) a démontré expérimentalement que la progression dans l'amaigrissement changeait d'une façon remar-
quable, suivant que l'alimentation insuffisante était uniforme
ou variée, la variété permettant à doses et conditions semblables une résistance bien plus efficace que l'uniformité.

Dans les deux cas on voit, d'après les observations de
Porto-Gallo, de Rolando, de Collard-de-Martigny, l'estomac

---

(1) L'*Art médical*, 1866.
(2) *De l'inanition*. Mémoire couronné par l'Institut en 1844.
(3) *Thèse inaugur*. *Obs. sur les effets de la faim*. Paris, 1846.
(4) *Alimentation dans les maladies*, Th. Paris, 1864.

éprouver d'abord un resserrement considérable, le péritoine revenir sur lui-même, les fibres musculaires se raccourcir, enfin toute contraction cesser (1).

Au début de l'abstinence ou de l'alimentation insuffisante, l'animal éprouve un abaissement de température peu appréciable au thermomètre, mais bientôt la réfrigération n'est que trop évidente, et il ne tarde pas à succomber. Dans la période ultime du cancer du pylore, où les malades présentent tous les signes de l'inanition, ces mêmes phénomènes se retrouvent.

En même temps que la température s'abaisse, la respiration se ralentit concurremment avec la circulation. — L'accusé Granié, qui se laissa mourir de faim dans sa prison, n'avait plus, au dernier jour de sa vie, qu'un pouls misérable et donnant 38 pulsations (2).

Les sécrétions, sans être complètement supprimées, sont considérablement diminuées aussi.

Les sensations de la faim et de la soif, très-augmentées d'abord chez les animaux soumis aux expériences, s'émoussent complètement au bout de quelques jours. C'est aussi ce qui arrive chez l'homme. « Nous éprouvâmes (raconte « Savigny, *loc. cit.*) durant les six premiers jours, des dou- « leurs épigastriques inexprimables ; quand nous fûmes ar- « rivés au neuvième jour de nos souffrances, cette faim, qui

---

(1) Oré, Diction. de médec. et de chir. de Jacoud.
(2) Vacher, thèse cit.

« d'abord nous avait cruellement tourmentés, était presque
« nulle. »

Ce ne sera donc pas le sentiment de la faim qui nous ap-
prendra quand nous devrons alimenter un malade soumis
antérieurement à une diète prolongée. Le réveil du besoin
pourrait se faire attendre d'autant plus que le régime aurait
été plus sévère.

Une diarrhée colliquative, des vomissements bien capables d'induire en erreur, lorsqu'ils surviennent dans les maladies aiguës, sont très-souvent produits par l'inanition.
Chossat avait déjà observé qu'aux derniers jours de la vie,
les pigeons et les tourterelles privés d'aliments étaient pris
d'une diarrhée colliquative. Pendant la famine de Flandres,
en 1847, la diarrhée fut un phénomène presque constant
chez les malheureux qui avaient enduré la faim. Il en fut de
même après le blocus de Mayence et de Gênes. Durant la
disette qui désola la France en 1847, un grand nombre de
malheureux périrent frappés d'une diathèse séreuse géné-
rale avec hydropisie et diarrhée (1).

Quelques animaux, arrivés aux dernières limites de l'inanition, éprouvent des vomissements. J'ai en vain recherché
le même phénomène chez les hommes morts de faim ; Savigny n'en dit rien ; les aliénistes sont muets. Mais si l'on
entre dans le domaine de la pathologie, les exemples abon-
dent.

Est-il besoin de rappeler ces vomissements si remarqua-

______

(1) *De l'alimentation insuffisante*, Bouchardat, th. 1852.

bles à la fin des typhoïdes, qu'une alimentation plus substantielle et mieux dirigée put seule conjurer (1).

Ces vomissements, dit le docteur Lorain (Th. pour l'agrégat., Paris, 1857), s'effectuent la plupart du temps sans efforts et par les seules contractions de l'estomac, sans ces nausées violentes et ces douleurs épigastriques intenses qui précèdent ou suivent ordinairement les efforts d'expulsion.

Tels sont, succinctement énoncés, les troubles des actes organiques que nous révèle l'expérimentation physiologique et que confirme l'étude des faits d'inanition dus à d'autres causes. La vie de relation doit, elle aussi, subir le contre-coup de ces désordres variés, et c'est en effet ce qui arrive. Ici, tous les auteurs sont unanimes.

C'est par le délire (2) que l'alimentation insuffisante manifeste son influence. Ce délire est rarement bruyant et agité; des rêvasseries, de la loquacité, quelques idées fixes en constituent le fond habituel.

Une divagation, qui ne permet de fixer l'attention que par instant à l'aide d'une excitation vive et imprévue, augmentant le plus souvent aux approches de la nuit, nous en a semblé la manifestation la plus ordinaire. Ce fait de la tranquillité dans le délire ne doit pas passer inaperçu; il peut être d'un grand secours pour établir la cause des accidents nerveux.

---

(1) Marotte. *Archives génér. de médecine. — De l'alimentation dans la typhoïde.*

(2) Lorain, Thèse citée.

En résumé, l'inanition et, à un degré moindre, l'alimentation insuffisante sont à elles seules capables de produire
les troubles suivants : rétraction et atrophie des organes;
fonctionnellement, diminution des sécrétions ; plus tard vomissements et diarrhée; ralentissement de la respiration et
de la circulation ; abaissement de la température ; délire
tranquille et paresse dans les mouvements; mort enfin après
un certain temps en rapport avec la perte de substance et
l'âge des patients.

Les faits qui précèdent sont bien capables de nous mettre
en garde contre une diète trop rigoureuse, mais ils ne nous
apprennent rien sur le moment où il faut alimenter les malades, sur la quantité et la qualité d'aliments qu'on doit leur
permettre. La clinique seule peut nous éclairer, et c'est dans
la pratique de nos devanciers, jointe à notre observation
personnelle, qu'il faut chercher les enseignements que nous
voudrions faire ressortir de ce travail.

Nous n'avons pas la prétention de poser des règles fixes ;
le jugement et l'expérience de chacun devra modifier nos
résultats, bien convaincus d'avance que les malades ne sont
jamais semblables entre eux, et que rien ne peut remplacer
la décision motivée sur les conditions personnelles, prise
par un médecin qui a l'habitude de bien voir et de bien juger.

Nous ne voudrions pas être considérés comme des apô-
tres de l'alimentation quand même, car, si nous avons fait
le triste dénombrement des victimes de la diète, entre les
mains des trop zélés disciples de Broussais, nous avons été
à même aussi de juger les abus d'une réaction exagé-

rée. Nous avons pu voir plus d'une mort qui n'avait pas d'autre cause. Le plus souvent c'était une péritonite survenue à la fin de maladies longues, comme des fièvres graves, après un changement trop subit dans le régime. D'autrefois, une simple indigestion dans la période d'augment d'affections inflammatoires. Mais, hâtons-nous de le dire, ces quelques écarts, bien rarement imputables au médecin, sont loin de se produire aussi souvent et d'avoir des conséquences aussi constamment fâcheuses que la diète systématique.

C'est surtout chez les jeunes enfants qu'il faut se défier de l'abstinence. Cette vérité, dont la connaissance remonte à Hippocrate (aph. 23, sect. 1.), est d'une grande application pratique. Les accidents cérébraux les plus graves sont quelquefois chez eux le résultat d'une diète prolongée, et la plupart des symptômes de l'inflammation des méninges peuvent se manifester à la suite de la privation d'aliments (1). Une nourriture insuffisante chez les nouveau-nés amène à elle seule, avec la diacrise acescente du tube digestif, une gastro-entérite suivie de déperditions abondantes, et les efflorescences du muguet. L'expérience nous montre qu'effectivement, en pareil cas, une bonne nourrice fait disparaître bien vite les accidents.

Tant que l'enfant est à la mamelle, nous ne connaissons pas d'autre guide que l'expression du besoin traduite par la

---

(1) Piorry, *Mém. sur l'abstinence.*

préhension avide du sein, pour régler l'alimentation durant les maladies (1).

Dans la seconde enfance, le régime n'offre pas non plus de grandes difficultés pratiques. Les affections aiguës marchent en général rapidement, surtout quand prédomine l'élément inflammatoire. La pneumonie, par exemple, s'accomplit en trois ou quatre jours chez les enfants ; on les voit, comme les nouveau-nés , refuser d'instinct les aliments solides tant que dure la période d'augment, les réclamer instamment ensuite ; jusqu'à présent, nous n'avons eu qu'à nous louer d'obéir raisonnablement à leurs besoins.

Mais dans les maladies d'une plus longue durée, comme les fièvres graves, il est urgent de ne pas attendre que l'enfant demande. Les boissons nourrissantes, tel qu'un bon consommé, devront le plus souvent être administrées par tasses, plusieurs fois par jour dès le début. Pour rassurer de suite ceux qu'une pareille pratique peut effrayer, nous rappellerons que, d'après les expériences de Bouchardat, un litre de bon bouillon consommé contient en moyenne 25 gr. de résidu solide, sur lequel on trouve 10 gr. de sels et de 10 à 12 gr. de gélatine, c'est-à-dire de 3 à 5 gr. de matière nu-

---

(1) C'est surtout pour les enfants à la mamelle qu'une vigilance continuelle est indispensable, pour s'assurer qu'ils n'éprouvent pas les funestes effets d'une alimentation insuffisante. M. Natalis-Guillot a prouvé (*Union méd.*, t. vi, p. 15, 16 et suiv.) que la quantité de lait prise à chaque têtée était bien plus considérable qu'on ne le pensait généralement.

tritive. En présence d'un pareil fait, qui voudrait encore se borner à l'eau de gomme et même à l'eau de poulet? faire de l'inanition prolongée par l'ingestion des liquides? Or, cette abondante ingestion d'eau, utile quelquefois au début pour exciter les éliminations, a pour résultat presque constant, dès que la maladie décroît, chez les enfants comme chez les adultes, des vomissements.

« Les tisanes, et en première ligne celles qui sont fades
« et émollientes, sont rejetées de préférence aux substances
« alimentaires; si les substances alimentaires sont rejetées,
« ce sont d'abord celles qui sont liquides; plus rarement
« les semi-liquides, presque jamais les solides. Les aliments
« insipides sont d'ailleurs moins facilement gardés que
« ceux qui sollicitent l'estomac par leurs propriétés stimu-
« lantes (1) ».

Chez l'enfant qu'une alimentation suffisante n'a pas soutenu durant une maladie longue, apparaissent toujours aussi les efflorescences du muguet. Ce symptôme a été signalé également chez les adultes épuisés par une longue diète, à la fin des fièvres graves; et M. Duriau, dans un Mémoire qui a mérité le prix Corvisart, a fait voir combien ce signe pouvait être utile pour réveiller l'attention du médecin.

De ce qui précède, nous devons conclure que l'enfance est incapable de supporter sans préjudice la diète

____

(1) Lorain. thèse citée.

absolue, pendant plus de deux ou trois jours au maximum, que c'est au praticien à régler, à diviser le travail imposable aux organes digestifs, et qu'il doit toujours se rappeler l'épigraphe du Mémoire de Chossat : « L'inanition est « une cause de mort qui marche de front et en silence avec « toute maladie dans laquelle l'alimentation n'est pas à « l'état normal. (*Chossat, loc. cit.*)

Tout ce que nous venons de dire est applicable également aux vieillards. N'en déplaise au très-vénéré Hippocrate, l'aphorisme : « les vieillards supportent très-bien l'abstinence » a toujours été une profonde erreur. Il faut aux vieillards un régime substantiel, avec l'usage du vin, voire même du café, s'ils en ont l'habitude très-invétérée ; cela par la même raison qui ne permet pas de supprimer brusquement à un ivrogne confirmé, eût-il le *delirium tremens*, l'usage des vins alcooliques et des excitants.

Si maintenant nous passons à l'examen des maladies aiguës chez l'adulte, l'embarras ne va qu'augmentant. Nos devanciers condamnaient trop à la diète et à la saignée les fébricitants ; plusieurs de nos contemporains tombent dans l'excès inverse. Graves se fait gloire de « nourrir la fièvre. » Benett proclame qu'en fait d'alimentation, le danger tient plutôt au défaut qu'à l'excès de nourriture ; déjà quelques-uns de nos compatriotes s'engagent avec enthousiasme dans la même voie. Ici, les faits seuls peuvent jeter quelque lumière.

C'est dans le traitement de la typhoïde que les bienfaits

de l'alimentation ont été le plus éclatants. Depuis le re-
marquable Mémoire de M. Marotte, il est peu de praticiens
qui ne nourrissent davantage leurs malades.

Du mois de novembre 1864 au 31 mars 1866, tant dans
la clientèle civile qu'à l'Hôtel-Dieu, 68 typhoïdes ont été
confiées à nos soins. De ces typhoïdes, toutes incontestables
cliniquement, les plus graves sévirent durant l'hiver de
1865 ; les moyennes durant l'été, et les plus légères, toutes
cependant munies du gargouillement iléo-cœcale et de
taches rosées, furent à peu près uniformément répandues
dans ces derniers mois. Neuf décès seulement furent à ré-
gretter sur ces 68 cas ; dont deux survenus le jour ou le
lendemain de l'entrée trop tardive des malades. Plusieurs,
cependant, furent très-graves, soit par le délire ataxique
du début, soit par des complications pulmonaires, soit par
des hémorrhagies qui ne furent observées que sur sept malades, dont un seul succomba. Le traitement, cependant,
fut des plus simples. En dehors des complications : de
temps à autre une verrée d'eau de Sedlitz ; chaque jour
un lavement émollient ; des cataplasmes sur le ventre ; du
bouillon à discrétion , alterné quelquefois avec de l'eau
panée vineuse ; 25 à 40 centigrammes de sulfate de quinine
quand le pouls dépassait 110, ce qui régulièrement le fai-
sait tomber de 15 à 30 pulsations (1). Puis, dès que la langue

---

(1) 15 pulsations de moins par minute $= 15 \times 60 \times 24$ pour
la journée, ce qui diminue le travail du cœur de 79,200 contractions.

redevenait un peu humide, des potages variés, du sirop de quinquina, enfin, une alimentation croissante, réglée sur la tolérance intestinale. Dans les complications les plus graves, jamais le bouillon ne fut supprimé. Chaque fois qu'avec l'augmentation du régime survint quelque malaise, l'alimentation fut réduite, mais ces révoltes de l'estomac furent rares, grâce à une progression ménagée. Chez aucun de nos malades on ne vit ces hallucinations si fréquentes à la fin des fièvres graves (1); chez aucun ces troubles plus durables de l'intelligence, tels que perte de la mémoire, hébétude, quelquefois même manie, qu'on a malheureusement trop souvent observés en pareils cas. Les convalescences furent aussi plus franches et plus promptes que chez les malades moins alimentés.

Durant la même période de 17 mois, sur trente-quatre pneumonies traitées tant à l'Hôtel-Dieu qu'au dehors, onze ont succombé (2).

La médication à laquelle l'étude de ces faits nous a ratta-

---

(1) Abercrombie cite plusieurs faits très-curieux d'hallucinations survenues à la fin des fièvres graves. Voir : *In quiries concerning the intellect. powers*, pag. 60 et suiv.

(2) Pneumonies franches, six morts (quatre pendant l'hiver de 1865, et deux en janvier et mars 1866) : une pleuro-pneumonie, une pneumonie droite avec péricardite, une broncho-pneumonie double chez un emphysémateux, une pneumonie avec insuffisance mitrale, une pneumonie chez un albuminurique.

chés de préférence peut se résumer ainsi : Remplacer le tartre stibié qui hyposthénise souvent trop, à Lyon du moins, par l'ipéca, soit en poudre, soit en décoction, soit en sirop ; appliquer un large vésicatoire sur le côté malade, et donner du bouillon dès le premier jour, pour le remplacer par les potages aussitôt que possible.

Nous pouvons affirmer n'avoir jamais eu d'accidents dus à cette manière de faire, et nous sommes fermement convaincus qu'elle abrège singulièrement la durée de la maladie. Piorry professe depuis longtemps la même opinion (1) ; Durand Fardel a prouvé combien le vin et l'alcool pouvaient rendre de service dans la pneumonie des vieillards, et a conseillé, surtout pour eux et pour les enfants, de redouter les effets de l'abstinence.

Ces exemples, pris dans les affections les plus communes doivent démontrer les bienfaits d'une alimentation suffisante et bien dirigée. Pour être complet, nous ne pensons pas qu'il soit nécessaire de prendre une à une chaque maladie, ni de comparer davantage les deux méthodes : nourrir ou ne pas nourrir ; chacun peut le faire et conclure librement.

---

(1) Or, je crois que, depuis bien des mois, je n'ai pas vu les aliments ou le vin avoir déterminé d'accidents chez mes malades, et il m'a paru évident que les pneumoniques alimentés guérissaient mieux et plus vite que ceux qui ne l'étaient pas. — Piorry, *Pneumonie des vieillards*.

Ce n'est pas faute d'arguments que nous nous arrêtons ; le rhumatisme articulaire, soumis encore par beaucoup, presque à l'inanition tant que dure la fièvre et la douleur, peut, entre mille autres, nous fournir de quoi faire ressortir les avantages de l'alimentation.

Il nous semble plus utile de rappeler, en terminant, que l'alimentation uniforme équivaut rapidement à l'alimentation insuffisante ; qu'il faudra, par conséquent, varier les mets, sûr d'abréger ainsi les convalescences ; en changer tout au moins les apprêts, pour cette catégorie de malades qui par succeptibilité naturelle ou morbide de l'estomac ne peuvent en supporter qu'un ou deux qu'ils indiquent eux-mêmes. Mais à quoi reconnaître la digestibilité plus ou moins facile de ce que l'on conseillera ?

Avant de prescrire un aliment à un malade, dit M. Fonssagrives, j'ai toujours soin de consulter ses goûts et ses répugnances. Il faudra donc, autant que possible, permettre des aliments que l'appétence ou une ancienne habitude rendront plus tolérables à l'estomac. Toutefois, dans le choix qu'on sera appelé à faire, on évitera les substances grasses, qui après une maladie traversent le tube digestif sans profit pour l'économie, le foie et le panercas ne pouvant pas, par suite d'une atrophie temporaire, concourir à la digestion aussi efficacement qu'à l'état normal. On aura soin de réserver le vin pour la journée, et de ne pas le donner constamment pur. Quant aux malades adynamiques qui repoussent les aliments, on devra les leur administrec bouchée par bouchée, en les stimulant du geste et de la voix pour qu'ils se décident à avaler, en y mettant tout le temps et toute la patience nécessaire (Lorain, *th. citée*).

J'espère avoir démontré par les faits de physiologie expérimentale, d'accord avec les faits pathologiques, qu'une alimentation insuffisante nuit à la terminaison prompte et heureuse des maladies ; qu'elle peut avoir des résultats plus graves encore. J'ai cherché à montrer combien était préférable la méthode inverse. Je crois m'être tenu à l'abri des exagérations, et j'en ai pour garant la sanction de ma pratique. Je sais combien il reste à dire sur se sujet, j'en laisse le soin à d'autres plus autorisés, trop heureux si j'ai pu être utile en quelque chose.

Lyon. — Typ. d'A. Vingtrinier.